DE

L'AUTOMATISME

DANS LES

OPÉRATIONS DE L'ACTIVITÉ MENTALE

DE

L'AUTOMATISME

DANS LES

OPÉRATIONS DE L'ACTIVITÉ MENTALE

PAR

J. LUYS

EXTRAIT DE LA *NOUVELLE REVUE*
DU 1er AOUT 1890

PARIS
TYPOGRAPHIE GEORGES CHAMEROT
19, RUE DES SAINTS-PÈRES, 19

1890

DE L'AUTOMATISME

DANS LES

OPÉRATIONS DE L'ACTIVITÉ MENTALE

I

Généralités sur l'automatisme des cellules vivantes. — L'activité automatique des éléments nerveux n'est, comme leur sensibilité physiologique, qu'une des formes spéciales de leur vitalité propre. — C'est la mise en émoi, *motu proprio*, de leur sensibilité intime, en présence d'une excitation partie du monde extérieur.

Humble et diffuse au début, cette propriété fondamentale de la matière vivante se révèle dès les premières ébauches de la vie — soit dans les organismes unicellulaires libres — soit dans tout ce monde des infiniment petits, les microbes, les bactéries de toute espèce, dont les dernières découvertes de la science ont mis en lumière les énergies végétatives ainsi que la puissance nocive. — Ces énergies de vitalité automatique qui se révèlent d'une façon si intense dans les expressions les plus élémentaires de la vie, deviennent plus vives, plus nettement arrêtées à mesure qu'on les considère, soit dans les premiers éléments figurés (les cellules végétales et animales), soit dans des agglomérations plus denses et plus populeuses de ces mêmes éléments, constituant alors les différents types de l'échelle zoologique.

On constate alors, à mesure que l'on s'élève, qu'une sorte de sélection s'accomplit dans le groupement des forces automatiques. — Il y a des espèces de cellules qui servent aux manifestations de la sensibilité, il y en a d'autres qui sont destinées aux actions motrices, il y en a d'autres encore qui président aux actions végétatives et dont la vie restreinte consiste à accomplir des opérations métaboliques purement chimiques. — Il y en a d'autres enfin, comme dans le système nerveux, qui accumulent des réserves d'influx, analogue à l'influx électrique et qui sont susceptibles comme une pile chargée de projeter à distance les forces *neuriques* mystérieuses qu'elles ont engendrées.

Chaque groupe de cellules devient donc ainsi indépendant en se spécialisant; mais en définitive, que l'on considère chaque groupe, chaque cellule en particulier, avec ses aptitudes dynamiques les plus diverses, on trouve toujours que chacune d'elles est animée des forces fondamentales dont nous avons parlé précédemment, forces automatiques; toujours les mêmes au fond, variant suivant les espèces, mais inhérentes à la matière même de l'élément cellulaire qui sert à leurs manifestations.

A ce point de vue tout spécial de la puissance de ces forces automatiques qui régissent les cellules vivantes, dans leur genèse et leur évolution générale, quel exemple plus topique pourrions-nous citer, si ce n'est l'ensemble de ces admirables phénomènes successifs qui constituent le développement de l'œuf fécondé, du poulet en particulier? — Quoi de plus captivant, en effet, que de penser à ce point de départ infime, à ce groupe de cellules primordiales qui ont reçu tout d'abord l'incitation fécondatrice, et que de voir ces cellules embryonnaires se scinder, se subdiviser, proliférer à l'infini et, à un moment donné, se condenser, en tissus, former, là des os, là des muscles, là des artères, là des viscères, là un système nerveux complet, et tout cela, dans un espace limité, dans une coque calcaire, rien que par la mise en activité des forces inhérentes à toutes les cellules incluses, qui travaillent *motu proprio*, suivant des affinités préétablies, pour aboutir au bout d'un temps fatalement déterminé (et rien que par le fait d'une douce température maintenue en permanence); pour aboutir, dis-je, comme résultante unique de ce mystérieux travail à la formation d'un être vivant, complet, ayant bec et ongles, et apte, au sortir de la coquille, à soutenir le combat de la vie!

On voit donc avec quelle variété, avec quelle richesse et quelles énergies les forces automatiques des éléments organiques manifestent leur mise en action. — Que si, maintenant, pénétrés de leur puissance, nous arrivons à envisager la texture du système nerveux, nous sommes amenés à avoir d'emblée une notion vague de la puissance dynamique de ses éléments qui participent d'une façon complète aux lois générales de leurs manifestations.

Après avoir ainsi jeté un coup d'œil sommaire sur les éléments histologiques qui le caractérisent, nous pourrons nous faire une idée approximative de l'organisation du substratum organique qui sert à la mise en action des puissances dynamiques que ces éléments sont susceptibles de développer.

Cellules cérébrales; caractères anatomiques. — Les cellules nerveuses qui représentent dans le cerveau l'élément caractéristique, sont constituées par des petites masses de matière nerveuse condensée en forme pyramidale. Ces petites unités anatomiques, disposées par myriades dans la substance grise de l'écorce, sont disposées suivant un plan méthodique en séries linéaires, et stratifiées les unes au-dessus des autres dans le sens de l'épaisseur de l'écorce. Par leurs prolongements latéraux elles se donnent la main les unes avec les autres et constituent de la sorte, à travers toute la substance grise, un véritable réticulum continu dont toutes les pièces sont strictement solidaires (1).

C'est grâce à ces anastomoses multiples et serrées que les actions nerveuses s'associent entre elles et que les ébranlements irradiés d'un point quelconque sont rapidement exportés dans une autre région. — Par leur base et leur sommet, les cellules nerveuses sont en rapport avec les fibres blanches qui se dispersent dans leurs réseaux et qui émergent de l'intimité de ces mêmes réseaux; si bien, — que l'on peut dire que l'ensemble de toute la substance grise du cerveau représente un réticulum destiné à recevoir sous une forme incidente les incitations irradiées du monde extérieur (impressions sensorielles) et à les répercuter au dehors dans une direction centrifuge, sous forme de réactions motrices. — Nous trouvons encore là, avec un développement et une amplification considérables, la formule élémentaire de l'automatisme représentée dans la texture histologique de la moelle épinière, les forces sensitives et réactionnelles associées sous forme d'un véritable couple sensitivo-moteur.

(1) Voir le journal *l'Encéphale*, 1883, p. 148, et 1887, pp. 26 et 30, les photographies que j'ai publiées des éléments nerveux. — J.-B. Baillière.

Luys, *le Cerveau et ses fonctions*, Bibliothèque internationale, 6e édition, 1888, pp. 13 et 6.

Caractères physiologiques. — Envisagées dans leurs propriétés physiologiques, les cellules nerveuses cérébrales occupent hiérarchiquement la première place ; ce sont les éléments aristocratiques par excellence de l'organisme, ce sont elles qui représentent en réalité les classes dirigeantes ; — elles sont mieux dotées, mieux groupées, mieux disciplinées. Elles ont à la fois des actions synergiques et communes ; elles réagissent à distance en raison de l'influx nerveux qu'elles émettent, et, par comparaison avec les simples cellules épithéliales pavimenteuses de l'épiderme ou des muqueuses, les plus humbles de toutes, on peut dire qu'il y a entre ces deux points extrêmes tout un monde interposé, toute une série infinie de cellules intermédiaires constituant une ligne de perfectionnement croissant, et qu'entre elles et ces derniers éléments pavimenteux il y a toute l'immense distance qui sépare un organisme monocellulaire de l'organisme le plus compliqué.

Pour bien comprendre en effet le mécanisme des opérations automatiques de l'activité cérébrale que nous allons exposer plus loin, il nous paraît indispensable d'avoir une idée nette, non seulement de ces organismes microscopiques qui constituent la cellule nerveuse en tant qu'élément actif, mais encore de leurs propriétés dynamiques et des forces vives dont elles sont pourvues, et auxquelles nous sommes destinés à faire expérimentalement appel (1).

Ainsi, nous reconnaîtrons donc que :

1° Les cellules cérébrales sont douées de sensibilité, c'est-à-dire de la faculté d'être impressionnées par une incitation sensorielle irradiée d'une source sensorielle ; et chaque département de cellules est apte plus particulièrement à recevoir son incitation spécifique.

2° Elles sont douées d'une autre aptitude, c'est de pouvoir conserver pendant un temps très prolongé la trace des impressions sensorielles qui ont tout d'abord mis leur sensibilité en émoi. — En vertu d'une sorte de *phosphorescence* organique analogue à celle de la véritable phosphorescence de certains corps qui conservent

(1) Voir le journal *l'Encéphale*, 1887, p. 284. Luys, *Structure du cerveau; Déductions physiologiques:*

Luys, *le Cerveau et ses fonctions; Propriétés générales des éléments nerveux*, p. 62.

dans l'obscurité la trace des rayons lumineux qui les ont éclairés, les cellules cérébrales emmagasinent les anciens ébranlements, sous forme de souvenirs, et ces vibrations posthumes de l'incitation absente deviennent ainsi des réserves latentes, soit d'anciennes impressions, soit d'anciennes émotions associées, qui jouent à tout instant un rôle considérable dans toutes les opérations de notre activité mentale. — Chaque groupe de cellules, chaque cellule conservant donc en elle-même des traces persistantes des impressions passées, les souvenirs, les idées anciennes sont sollicitées *ipso facto*, automatiquement à notre insu, par la simple mise en action d'un groupe isolé de cellules, lequel devient ainsi l'origine de leur évocation. — C'est ainsi que certaines idées, certains souvenirs se font jour en notre for intérieur par une sorte de *cérébration inconsciente* qui n'est autre que l'activité automatique des cellules nerveuses en mouvement.

Les rêves, avec leurs expressions diverses et si variées, avec leur incohérence, n'ont pas d'autre mécanisme que l'activité automatique de ces deux groupes de cellules cérébrales en période d'éréthisme dans un département isolé du cerveau, et continuant à vibrer, alors que toutes leurs congénères ambiantes sont dans la période torpide du sommeil.

3° Les cellules corticales, du moins certains groupes, sont douées de propriétés motrices. — On trouve en effet, dans l'organisation de l'écorce, des cellules de grand volume, des *cellules géantes* qui paraissent jouer dans les régions corticales un rôle analogue à celui des grandes cellules des cornes antérieures, dans la constitution de la moelle épinière, et qui ont des réactions purement motrices. — Ces cellules ont vraisemblablement la propriété de produire et (comme de véritables accumulateurs électriques), de retenir dans leur tissu des réserves d'influx nerveux moteur, destinées à un moment donné, à passer de l'état statique à l'état dynamique sous forme de décharges motrices.

Rappelons encore, pour l'intelligence des choses qui vont suivre, que différents groupes de cellules des régions sensitives sont associés à des groupes satellites doués de réactions motrices, soit d'une façon naturelle soit d'une façon artificielle engendrée par l'éducation et l'habitude. Il résulte donc de cette disposition organique, ainsi que nous le verrons plus tard, qu'il y a dans le cerveau de véritables chemins tracés à l'avance ou créés par l'habitude, par lesquels se déroulent les manifestations motrices. — Il y a ainsi des mouvements combinés et qui sont associés par habitude à certaines idées, à certaines émotions, — et c'est ainsi que nous verrons les émotions provoquées par la vue d'un objet chez certains sujets hypnotiques, déterminer des réactions motrices sur sa physionomie et son attitude générale, rien que par la réaction automatique des éléments sensitifs satellites mis en action. — Nous verrons ainsi une série de mouvements se mettre en action, rien que par le contact de certains corps. Mettez entre les doigts d'un sujet cataleptique, un papier à cigarette avec du tabac, il va rouler une cigarette ; — mettez à une femme entre les doigts du fil et des aiguilles à tricoter ; elle va immédiatement se mettre à tricoter, — et cela automatiquement, pendant des heures entières, comme une véritable machine, sans le moindre souci de la fatigue et du temps qui passe.

Tels sont, d'une manière générale, les principaux points relatifs à l'élément nerveux ultime, considéré en lui-même comme agent primordial de tous les mystérieux phénomènes dont les réseaux de l'écorce sont le siège. — Et lorsque l'on assiste à l'étude de tous ces infinis détails de l'organisation d'un élément anatomique qui ne se révèlent qu'à un grossissement de 5 et 600 diamètres ; — lorsqu'on suit par la pensée une si petite masse de matière vivante qui peut produire des effets si subtils, si instantanés, si complexes et si puissants, on ne peut s'empêcher d'être saisi d'une admiration profonde devant ces forces invisibles qui régissent le monde des infiniment petits ! — La cellule nerveuse, avec toutes ses énergies propres, toutes ses puissances dynamiques, n'est-elle pas en effet l'ouvrier infatigable de notre activité mentale qui emmagasine et retient les impressions de toute sorte, qui les élabore suivant certaines lois et les exporte au dehors sous forme de manifestations motrices ? — C'est donc à son intégrité organique, à ses connexions anastomotiques avec ses congénères, à sa sensibilité spécifique et, je dirai même, à son état de *santé* histologique, que toutes les opérations de notre vie nerveuse se trouvent fatalement rattachées. — Et c'est avec elle qu'il faut absolument compter si l'on veut se faire une idée, même approximative, des opérations multiples auxquelles nuit et jour elle préside ; car même dans le repos de nos nuits toute activité n'est pas endormie ; il s'opère encore une activité latente dans l'intimité de ses réseaux, — une véritable *cérébration inconsciente* qui se manifeste sous forme de rêves ou de préoccupations persistantes. — Ne savons-nous pas tous que le repos de la nuit permet à notre cerveau certaines combinaisons nouvelles automatiques et inconscientes, qui surgissent d'emblée au réveil, comme fruit de nos méditations nocturnes. Ne dit-on pas que l'on peut utiliser son sommeil et que le repos de la nuit porte conseil?

Application de l'automatisme à l'étude des troubles de la folie. — Un des points les plus intéressants qui ressort de ces études de psychologie cérébrale, c'est de voir la part immense que les propriétés automatiques des cellules cérébrales prennent non seulement dans le développement des processus de l'activité physiologique, mais encore dans ceux de l'activité morbide et de la folie en particulier. — Et c'est là véritablement le *criterium* le plus éclatant qui démontre la sincérité de leurs actions et de leur valeur scientifique. Il suffit en effet d'avoir ces idées précises que nous venons d'émettre fixées dans l'esprit comme un fil conducteur, pour reconnaître d'emblée que tous les troubles variés de la pathologie mentale sont tous plus ou moins justiciables des états divers dont souffrent les éléments nerveux.

Les cellules cérébrales par exemple, par suite d'ébranlements répétés, de surmenage intellectuel, d'émotions poignantes, sont-elles montées à une période d'exaltation ultra-physiologique? — c'est le délire généralisé qui éclate alors. Ce sont les activités automatiques de ces myriades d'éléments nerveux déchaînés qui s'associent de mille façons et déterminent alors ces manifestations tumultueuses, ces mouvements désordonnés, ces vociférations incessantes qui représentent l'aliéné indompté.

Le processus morbide est-il au contraire localisé dans un département isolé du cerveau, l'état d'éréthisme des éléments cellulaires intéressés devient-il persistant?

Ce sont alors des idées fixes, des conceptions délirantes, des anxiétés, des scrupules involontaires, des états émotifs variés, qui s'imposent au patient, qui l'obsèdent, et deviennent peu à peu comme une tache d'huile qui s'étend au loin. C'est là l'élément nocif qui va peu à peu troubler l'harmonie du fonctionnement de l'ensemble, et préparer l'état de démence, qui n'est autre que la mise en activité, par désintégration organique, d'un nombre plus ou moins considérable de cellules frappées d'une mort anticipée.

Lorsque l'état de la cellule cérébrale, au lieu d'être porté en période d'éréthisme, tombe au contraire, au point de vue dynamique, au-dessous de sa tension physiologique, alors ce sont des réactions d'ordre inverse que l'on observe, et tantôt ce sont des phénomènes généraux de dépression qui règnent sur l'ensemble des manifestations psychiques (lypémanies), et tantôt des phénomènes purement localisés, qui frappent d'adynamie, d'impuissance fonctionnelle certaines facultés.

Et c'est ainsi que l'on voit combien ces études de l'activité automatique des éléments nerveux transportés dans le domaine de la folie jettent un jour tout nouveau sur le mécanisme intime de ces manifestations ondulantes et diverses à l'aide desquelles elle se révèle. Elles nous montrent que les forces nerveuses qui sont en jeu dans les manifestations morbides sont les mêmes en réalité que celles qui président aux opérations normales; elles nous révèlent les transitions insensibles qui vont des unes aux autres et qui permettent dès maintenant de songer à constituer une véritable physiologie pathologique, rationnelle, des troubles de la folie (1).

II

De l'automatisme expérimentateur provoqué. — Nous allons compléter, dans cette seconde partie de notre travail, les données précédemment exposées, et montrer leur action sur l'être vivant. Les forces automatiques de l'activité cérébrale, méthodiquement interrogées, produisent une série de réactions inattendues qui suscitent dans l'esprit de ceux qui en sont témoins un profond sentiment d'étonnement.

Grâce aux merveilleuses ressources que mettent à notre disposition les études de l'hypnotisme moderne, nous allons donc pouvoir, par une sorte de vivisection pratiquée sur l'être vivant, séparer brusquement les opérations de sa vie automatique de celles de sa vie psychique, et, comme un chimiste qui a isolé un corps d'une combinaison, les analyser d'une façon isolée dans leurs manifestations intrinsèques. — Nous allons ainsi les dissocier et réduire le sujet scindé en deux, à l'état d'un véritable auto-

(1) Voir les idées que j'ai développées à ce sujet, en particulier, dans mon *Traité de pathologie mentale*, Paris, 1881.

mate, agissant, parlant sous l'incitation de celui qui le conduit, sans aucune participation de sa volonté consciente.

L'hypnotisé, de par les pratiques de l'hypnotisme, n'est plus un être normal. On a créé chez lui un état mental extraphysiologique, caractérisé exclusivement par le développement des activités automatiques.

Ce sont elles seules qui entrent en jeu et donnent à l'observateur l'étrange spectacle d'un individu vivant, partiellement éveillé (somnambulisme lucide), qui va, qui vient, qui parle, qui s'émeut, chez lequel on peut développer artificiellement des émotions de joie et de tristesse, de terreur profonde et de satisfaction intime, et cela, sans la moindre participation de sa personnalité consciente qui sommeille ; et sans qu'au réveil il conserve la moindre notion de toutes les perturbations expérimentales qui ont traversé son système nerveux.

Ces caractères nouveaux de la vie mentale que l'on a ainsi développés par artifice chez le sujet hypnotisé, consistent donc dans la mise en valeur exclusive des forces automatiques de son système nerveux et de toutes les forces inconscientes de son être.

Au point de vue des études que nous poursuivons, c'est donc une véritable expérience sur le sujet vivant, à laquelle nous avons recours pour arriver à montrer combien est vaste le domaine des actions automatiques dans l'ensemble des phénomènes de l'activité mentale, et combien ces investigations, conduites avec méthode, sont capables de jeter un jour nouveau sur le mécanisme intime d'un grand nombre d'opérations cérébrales incomplètement connues jusqu'ici.

Il ressort tout d'abord des faits multiples que j'ai consignés dans mon dernier travail (1) ce point précis, c'est que : — chez les sujets hypnotisés, l'état tout nouveau d'hyperexcitabilité de certaines fonctions nerveuses que l'on développe expérimentalement est accompagné de l'anéantissement d'autres fonctions. L'inhibition et la dynamogénie sont fonctions du même phénomène, ainsi que l'a très bien indiqué Brown-Séquard.

Par exemple, le sujet étant en léthargie profonde, il a perdu la connaissance du milieu ambiant. Sa surface cutanée tout entière, frappée d'anesthésie, a cessé de sentir le contact des inci-

(1) LUYS. *Leçons cliniques sur les phénomènes de l'hypnotisme*. Paris, 1889.

tations extérieures; il y a chez lui, dans le sens physiologique réel, à la fois une véritable anesthésie mentale jointe à une anesthésie cutanée. — Eh bien! on constate alors que, s'il y a des régions du système nerveux qui sont silencieuses, il y en a d'autres, au contraire, chez lesquelles l'activité normale est passée à un état d'exaltation extra-physiologique. Et c'est ainsi que l'on constate que les puissances dynamiques de la fibre musculaire, que les facultés des régions émotives, celles des régions de la perception sensorielle sont arrivées, par une sorte de compensation à un état d'éréthisme extrême. — Les muscles de l'avant-bras peuvent supporter des tractions doubles et triples de celles qu'ils pourraient supporter à l'état normal (1); — les facultés visuelles sont portées à des degrés tels que certains sujets sont sensibles aux impressions lumineuses, même à travers un écran de bois de 5 millimètres d'épaisseur, etc. — Il se passe ainsi un phénomène d'exaltation fonctionnelle par le fait de la rétrocession de l'activité consciente et de la sensibilité cutanée tout à fait comparable à celui qui se passe dans les expériences physiologiques, alors que l'on pratique la section transversale de la moelle épinière. On sait, en effet, combien les puissances excito-motrices de la moelle acquièrent un état de suractivité extrême par le fait de l'interruption des courants modérateurs irradiés de l'encéphale.

L'hypnotisé, dans les différents états qu'il parcourt, présente donc cette note caractéristique de devenir excitable à un suprême degré, d'être déséquilibré en ce sens que les forces nerveuses qu'il n'a plus dans une région se répartissent et s'accumulent dans d'autres. Il constitue alors un être tout nouveau, extra-physiologique, doué d'aptitudes réactionnelles d'une exquise sensibilité et, par conséquent, placé en dehors de la portée de sensibilité commune à tous ses semblables. — De là ces phénomènes étranges de réaction automatique ayant successivement pour théâtre soit les régions émotives, soit celles de la perception sensorielle ou du fonctionnement de la mémoire et de l'imagination; — de là cette

(1) Chez un sujet à l'état normal, l'avant-bras étant à moitié fléchi sur le bras, il faut une force d'environ 8 à 10 kilogrammes pour arriver à produire la déflexion. Chez le même sujet en léthargie et en période d'hyperexcitabilité neuro-musculaire, l'accroissement des puissances dynamiques est telle dans les mêmes muscles, qu'avec une traction de 24 à 26 kilogrammes, on n'arrive pas à opérer la déflexion, on entraine le corps avec soi.

série de phénomènes insolites, inattendus, qui frappent d'étonnement les personnes non initiées, qui, voyant agir, parler les hypnotisés, ne se rendent pas suffisamment compte des conditions nouvelles de déséquilibration et de surexcitation locales dans lesquelles ils sont placés, et qui préfèrent plutôt nier que de discuter ces nouveaux phénomènes dont ils n'ont pas l'explication.

De l'automatisme dans le domaine des régions émotives. — L'individu hypnotisé n'étant donc représenté au point de vue de sa mise en action que par les forces automatiques de son système nerveux porté dans certains départements à un état de tension extrême, que va-t-il donc se passer lorsque, faisant appel à chacune d'elles isolément, on les met expérimentalement en action ?

Elles vont se dérouler alors d'une façon régulière et coordonnée, et cela, en vertu d'habitudes préalablement acquises, avec un naturel, une fidélité d'expression des plus saisissantes, sans la moindre participation de la personnalité consciente en période d'inhibition temporaire.

S'agit-il, par exemple, de solliciter expérimentalement des états émotifs variés chez le sujet en expérience ?

Ce sujet étant en catalepsie, par exemple, faites passer devant ses yeux, *sans prononcer aucune parole*, des dessins ou des photographies représentant une figure gaie. — Immédiatement son regard se fixe sur le dessin et, l'ébranlement émotif se faisant jour, sa physionomie s'épanouit, l'expression gaie se dessine et, peu à peu, sans qu'il prononce une parole, silencieusement il esquisse un sourire.

Et cette expression tout à fait automatique peut se prolonger autant qu'on le veut.

Vient-on, inversement, à mettre devant ses yeux la représentation d'une figure triste et chagrine, il s'imprègne de ce qu'il voit ; sa sentimentalité se met à l'unisson, on constate alors que son regard devient triste ; la physionomie s'assombrit et, en même temps, quelques soupirs se développent, et pour peu qu'on prolonge l'expérience, il n'est pas rare de voir apparaître de véritables sanglots avec larmes ; — et, tout cet enchaînement de phénomènes s'est encore passé rien que par la mise en action silencieuse des activités automatiques des régions émotives, sans la moindre participation de la personnalité consciente avec aucun souvenir au réveil.

Voici encore un autre exemple des suites de rapports établis par l'habitude. — Nos muscles, soit de la face, soit de nos membres, sont des agents de l'expression de nos émotions. Par leurs attitudes variées, ils expriment au dehors, d'une façon coordonnée, des émotions développées dans les régions centrales. Ainsi, entre les mouvements du bras menaçant avec le poing fermé de l'homme en colère, et l'émotion centrale qui développe cet état, il y a des liens sympathiques qui se sont établis et qui font que la même émotion suscite la même expression. De même, dans la gamme des émotions tendres, le sentiment, par exemple, qui pousse à adresser un baiser à une personne chérie, associe les mouvements de la main à cette manifestation de la sensibilité. Ce sont là des expressions coordonnées qui se lient à un état émotif déterminé.

Eh bien! chez les individus hypnotiques, les synergies fonctionnelles entre les régions centrales et les régions périphériques qui les expriment sont arrivées à un tel état d'exaltation qu'il suffit d'agir à la périphérie, par exemple dans les régions expressives, pour développer par une excitation centripète une réaction sympathique sur les régions centrales. — Fermez par exemple, sans rien dire, le poing du sujet, placez son bras dans l'attitude menaçante de l'homme en colère, que va-t-il se produire?

En vertu des réactions automatiques préétablies entre les régions centrales émotives et les régions périphériques, l'état émotif associé à l'état expressif périphérique va surgir inopinément dans les centres et développer par action centripète l'émotion centrale de la colère. Le sujet, en effet, ainsi sollicité, va réagir d'une façon synergique. Sa figure se rembrunit, son regard devient menaçant, la main de l'autre côté se ferme d'une façon concomitante, si bien que toute sa personne se met automatiquement à l'unisson de l'émotion maîtresse qui la domine (1).

Dans le même ordre d'idées, mettez les doigts du sujet sur ses lèvres et, sans rien lui dire, vous serez surpris de voir silencieusement chez lui se développer des émotions gaies; sa figure se dilate, son regard devient caressant, il sourit et, avec la main, fait le geste d'envoyer une série de baisers.

On pourrait multiplier à l'infini ces exemples qui sont connus de tous ceux qui s'occupent d'études hypnotiques; ils révèlent

(1) Voir *Leçons cliniques sur l'Hypnotisme*, pl. IV, fig. 3 et 4.

d'une façon catégorique le rôle considérable que jouent les forces automatiques dans la mise en jeu des manifestations émotives qui peuvent se révéler avec les modalités les plus variées suivant la nature des incitations primordiales qui les ont développées. Ainsi, en s'adressant tout simplement à la vue, on peut chez un sujet hypnotisé solliciter, à l'aide de gestes spéciaux, une série d'émotions admirablement exprimées et qui se développent d'étape en étape, suivant la série des gestes exprimés par l'expérimentateur.

A l'aide du bras, par exemple, levé verticalement et décrivant dans l'espace une série de cercles, on attire les regards du sujet ou sollicite son attention, et il se figure voir un oiseau ; on fait le mouvement de placer cet oiseau imaginaire sur un de ses doigts, l'état émotif du sujet s'accommode. Il fait le geste de caresser et d'embrasser cet oiseau, sa physionomie, son attitude générale s'accommodent à l'impression perçue, et tout son être exprime la satisfaction ; un état émotif spécial s'est donc encore *automatiquement* développé en lui.

Maintenant, vient-on à faire le geste de prendre cet oiseau et de le faire envoler, un état émotif d'étonnement profond et silencieux se peint sur la physionomie. Il reste la bouche béante, les yeux en l'air, suivant l'oiseau imaginaire, les bras levés comme pour le suivre et l'attirer, et l'attitude générale exprime l'inquiétude. — Voilà donc un état émotif nouveau que l'on a pu encore développer rien que par la mise en jeu automatique de certaines connexions préétablies entre les régions émotives et les régions périphériques du système nerveux.

Dans un ordre d'idées inverse, on peut développer chez le même sujet des émotions tout à fait différentes : on simule, par exemple, avec la main des mouvements de reptation, rapprochés de la terre et rappelant ceux d'un reptile ; immédiatement la vue de ces mouvements suscite des émotions appropriées, et l'on voit le sujet, pris d'une terreur profonde, ou bien tenter de fuir, ou bien rester sur place le regard effrayé, la bouche ouverte, les mains ramenées sur la poitrine par un mouvement instinctif de défense.

Vient-on encore à présenter au sujet en état hypnotique, ainsi que je l'ai fait voir dans mes cours, des boules de verre de moyen volume colorées en bleu, en rouge, en jaune : on voit encore apparaître une série de réactions émotives du plus haut intérêt.

Tandis, en effet, que les boules bleues et les boules rouges, quelquefois, sont susceptible de déterminer de vives répulsions et de l'effroi, les boules de coloration jaune ont le privilège presque constamment de développer des émotions inverses ; on voit en effet les sujets être attirés vers elles, les prendre dans leurs mains avec plaisir, témoigner par des acclamations appropriées la satisfaction intime qu'ils éprouvent avec les rayons jaunes, et, chose bien remarquable ! ces manifestations émotives sont proportionnelles à la surface de la boule qui les actionne, car si à la première boule de moyen volume, représentant celui d'une orange par exemple, on substitue une boule représentant en volume celui d'un petit melon, les manifestations émotives se multiplient en intensité et en expressions joyeuses, leur satisfaction croît en raison des surfaces réfléchissantes (1).

Et tous ces états émotifs artificiellement sollicités se développent à la volonté de l'expérimentateur comme le jeu de pièces mécaniques dont il dirige silencieusement les ressorts, et cela, avec un naturel exquis, avec un rendu sans égal, qui est évidemment destiné à fournir aux artistes des représentations typiques, des tableaux indiscutables, des divers états que subit l'émotivité humaine ! — Car, dans cette série de phénomènes, c'est l'homme tout entier sensible qui se révèle à nu par les secrètes réactions de son for intérieur, c'est sa vraie nature qui parle avec son langage naturel sans que les conventions factices ne viennent adultérer sa manière d'être, et sans que sa personnalité consciente ne contribue à en tromper les expressions.

Émotion extra-physiologique. — Il existe encore au sujet des émotions expérimentales automatiquement provoquées chez les sujets hypnotiques, un chapitre des plus intéressants, et dont j'ai, dans ces derniers temps, mis en lumière les principales particularités.— C'est le chapitre des émotions extra-physiologiques provoquées à l'aide de substances variées, chez les sujets hypnotisés (2).

J'ai indiqué précédemment l'état d'exaltation extrême dans

(1) *Leçons cliniques sur l'Hypnotisme*, pl. III, fig. 1 et 2.

(2) LUYS, *les Émotions dans l'état d'hypnotisme*, avec 28 photographies. — Paris, 3e édition, 1890, J.-B. Baillière.

lequel se trouvaient plongés les sujets en état hypnotique au point de vue de certaines aptitudes réactionnelles de leur système nerveux. J'ai montré, en même temps, cette sorte de réceptivité, toute spéciale, qui se développe en eux par le fait de la rétrocession de l'activité sensitive de leurs téguments, et l'inhibition de la personnalité consciente (période de léthargie.)

L'individu hypnotisé est donc ainsi placé dans des conditions toutes nouvelles, ayant acquis dans certaines régions une dose d'exaltation sensitive dont il était incapable à l'état normal. Dans cet état d'éréthisme où il se trouve placé, expérimentalement, il devient alors, impressionnable à l'excès et, comme un véritable appareil électromètre ultra-sensible, il révèle des traces infinitésimales soit des vibrations lumineuses ambiantes, soit des vibrations magnétiques irradiées d'un petit aimant (1), soit même de corps quelconques présentés à ses différents plexus sensitifs. — Et alors, le substratum organique étant ainsi placé dans des conditions extra-physiologiques, on constate qu'il réagit logiquement, à sa façon, d'une manière aussi extra-physiologique. Il donne alors naissance à des réactions expressives insolites, et à des émotions pathologiques hors cadre, non classées, et qui représentent l'état nouveau des régions émotives placées dans des conditions contre nature.

C'est ainsi que, sous l'influence de certaines substances, j'ai vu apparaître des états émotifs chez certains sujets qui n'avaient plus rien de commun avec les expressions habituelles de la vie courante, et qui se révélaient avec des tonalités tout à fait anormales, hors nature et complètement inédites, ainsi qu'on peut le voir sur les représentations photographiques que j'ai publiées à ce sujet.

Ainsi, pour fixer les idées, chez un sujet hypnotique, l'essence de thym, l'essence de fenouil ont déterminé des manifestations expressives qui se sont révélées avec des expressions tout à fait insolites. — Dans l'un de ces cas, la physionomie présentait un aspect terrifié. Les yeux du sujet sont tout grands ouverts, les traits de la face sont immobilisés sur place, la bouche est ouverte sans prononcer aucun son, la respiration anxieuse, et tout cela

(1) Dans un cas de ce genre, un sujet hypnotisé était arrivé à un état d'hyperexcitabilité tel, qu'à 9 mètres de distance, je pouvais faire contracter les muscles de ses avant-bras (un écran opaque étant placé au-devant de la face) à l'aide d'un petit aimant dont la force d'attraction était égale à 3 grammes.

accompagné d'un gonflement extemporané de la région thyroïdienne. — En présence de l'essence de fenouil, nous avons vu des phénomènes inverses rappelant, avec une fidèle réalité, l'expression d'un sentiment érotique silencieux. — Avec le bromure de potassium, j'ai obtenu l'expression d'une adynamie profonde, avec abandon complet du corps en résolution, les yeux grandement écartés, dirigés en haut, la pâleur de la face, la bouche ouverte, anhélante, et la respiration arrivant peu à peu à cesser (1).

Ce sont là, évidemment, des phénomènes bien étranges qui révèlent des propriétés inédites de la trame nerveuse et qui montrent combien les forces automatiques qui la gouvernent sont susceptibles de se grouper en associations nouvelles, en manifestations inédites, sous l'influence des sollicitations inusitées qui les mettent en action.

Dédoublement unilatéral de l'unité mentale. — Mais ce n'est pas tout encore, et dans ce fond si mystérieux des régions émotives, l'analyse psychologique permet d'aller plus loin et de mettre en relief toute une série de phénomènes non moins surprenants, que nous désignons sous la dénomination de *dédoublement* de l'être vivant.

On peut, par exemple, expérimentalement, dédoubler un sujet hypnotique et faire que, du côté gauche, par exemple, il ait telle ou telle émotion, une émotion triste, par exemple, et que, de l'autre côté, il révèle une émotion gaie. — On peut ainsi, successivement, éveiller chez lui ces deux notes extrêmes de l'émotivité, la joie et la tristesse, et sans proférer une seule parole, rien que par le fait de l'attouchement silencieux de certaines régions de la face ; ces expressions émotives se révèlent d'elles-mêmes, rien que par la mise en action des forces automatiques naturelles mises en réquisition (2).

La démonstration du phénomène se fait d'une façon très simple. Le sujet étant en léthargie, les yeux fermés, on touche très doucement, à l'aide d'une pointe, les régions gauche ou droite des téguments de la face, et on constate alors, si c'est à gauche, la tristesse : le front se plisse, les traits se concentrent, les pau-

(1) Voir les figures photographiques de mon ouvrage sur *les Émotions dans l'état d'hypnotisme*, et mes *Leçons cliniques sur l'hypnotisme* faites à la Charité, Paris, 1889, avec planches photographiques. — Carte éditée.

(2) *Les Émotions*, pl. II, fig. 3 et 4, et pl. VIII, fig. 1 et 2.

pières se ferment; même, à un moment donné, les larmes coulent, et le regard lui-même devient maussade et triste. — Si c'est à droite, les traits s'épanouissent, la bouche s'entr'ouvre, le regard devient gai, et, si on prolonge, le sujet exprime un sourire, une expression générale de satisfaction.

Ce sont là des réactions simples et purement locales. Le sujet reste silencieux : les régions émotives sont sollicitées, mais sans provoquer de réactions verbales à l'extérieur. — Nous pouvons, encore, aller plus loin, et chez un sujet doué d'aptitudes spéciales, j'ai pu, non seulement déterminer, de chaque côté, des réactions sensitives différentes, mais encore solliciter un état émotif plus complexe, accompagné de paroles appropriées à chaque émotion latérale.

Ainsi, j'ai montré, dans mes conférences, le cas excessivement intéressant et tout à fait instructif d'une jeune femme de 20 ans, hystérique, Marguerite X***, qui présentait les réactions suivantes :

Marguerite étant en léthargie, je pris un jour un tube de verre contenant une substance donnée et l'appliquai, sans savoir ce qui allait se passer, au niveau de la région latérale *gauche* du cou. Quel ne fut pas notre étonnement, au bout de quelques secondes, de voir sa figure s'animer, sa respiration devenir légèrement anxieuse, et s'exprimer ainsi en faisant des signes d'assentiment avec la tête : « *Oui, oui, je veux bien.* »

Le tube fut déplacé et mis dans la même région, à droite. — Au bout de quelques secondes aussi, la physionomie prit une expression de dégoût, de répulsion, et le sujet manifesta son nouvel état émotif, en disant : « *Non, non, je ne veux pas.* »

L'expérience fut continuée, en plaçant le tube successivement dans la main gauche, puis dans la main droite; en le fixant pareillement au niveau de la région interne de chaque pied, et à toutes les fois, cette expérience qui fut fréquemment répétée donna toujours les mêmes résultats. — Les contacts avec le tube de tout le côté gauche de l'individu, cou, main, pied, donnait toujours des réactions affirmatives, et le même tube présenté aux régions similaires du côté droit, donnaient toujours des réactions douées d'un caractère négatif ou répulsif.

Voici, maintenant, un fait véritablement extraordinaire qui

s'est passé et dont j'ai pu rendre témoins les auditeurs habituels qui suivent mes conférences.

En présence de ces deux états émotifs opposés, localisés à gauche et à droite, dans le but de varier l'expérience, un de mes auditeurs eut l'ingénieuse idée de placer le tube incitateur sur la région frontière de ces deux moitiés du corps si diversement impressionnées. — Le tube fut donc placé au milieu de la région thoracique, au-devant du sternum, et les choses étant ainsi laissées en place, sans rien dire, quelle ne fut pas notre surprise, le sujet étant toujours endormi, de l'entendre s'exprimer ainsi : « *Ah ! cela m'est égal.* »

N'est-ce pas là une démonstration, la plus complète, de l'activité automatique de certaines opérations cérébrales, même avec accompagnement de la parole. — Cette expérience si simple ne nous montre-t-elle pas comme quoi un individu endormi, inconscient, sans aucun contact avec le monde extérieur, peut faire une réponse absolument logique et sensée, sans la moindre participation de sa volonté et de sa conscience, et sans qu'au réveil, comme dans le cas de Marguerite, il conserve la moindre notion de ce qu'il a dit et fait (1).

De l'automatisme dans les opérations de l'activité intellectuelle. — Ces phénomènes automatiques de l'être vivant que l'on peut susciter et diriger à sa guise, comme les différents mouvements d'une pièce mécanique en action, se développent non seulement dans le domaine si spécial des régions émotives, mais encore dans d'autres départements du cerveau considérés jusqu'ici comme inféodés aux manifestations de la vie consciente.

C'est ainsi que l'expression de la pensée par la parole, soit écrite, soit parlée, se trouve encore rattachée aux opérations automatiques et échappe par cela même, dans certaines de ses manifestations expressives au moins, à l'autorité de la Personnalité consciente. — L'état de somnambulisme lucide nous donne de ce fait une démonstration péremptoire.

Quoi de plus surprenant, en effet, que de voir des sujets en période de somnambulisme lucide, qui parlent, qui répondent

(1) J'ai confirmé cette curieuse expérience dans ces derniers temps à l'aide d'un barreau aimanté, et j'ai pu ainsi, en faisant agir les deux pôles à la fois chez un sujet, solliciter chez lui un état d'indifférence expérimentale. — Voir *Revue d'Hypnologie*. — *De l'action psychique des aimants*, 1890, p. 78.

correctement aux questions; qui écrivent, qui donnent leur signature, qui accomplissent en un mot une série d'actes en apparence conscients, et qui n'ont aucune notion de ce qu'ils accomplissent! Toutes leurs paroles, toutes les lignes qu'ils écrivent s'opèrent donc comme de véritables actions réflexes cérébrales *motu proprio*, en raison d'anciennes habitudes acquises et d'un groupement préétabli.

Le cadre restreint de ce travail ne nous permet pas d'insister sur cet ensemble de phénomènes si inattendus et de faire la part qui revient aux actions automatiques dans un grand nombre d'opérations cérébrales acquises par l'instruction et fixées par l'habitude — telles que l'action de parler, d'écrire, de donner sa signature, de jouer des instruments de musique, et du piano en particulier, etc. — Ces intéressantes études, qui sollicitent l'étonnement de tous ceux qui cherchent à en dépister les mystérieux ressorts, ont été discutées et traitées à part dans une série d'articles que je ne puis exposer ici (1).

Je me contenterai de rappeler un fait tout à fait caractéristique qui a été vu à plusieurs reprises dans nos cours, et qui montre jusqu'à quel point les activités automatiques qui suscitent la mémoire et l'imagination, sont susceptibles d'acquérir à un moment donné des proportions tout à fait inattendues et d'une ampleur incroyable.

Chez un sujet névropathique, Mlle V..., d'une nature distinguée, professeur de langues et hypnotisable, qui avait suivi mes leçons à la Charité, il m'est arrivé de lui dire à un moment donné, l'ayant mise en période de somnambulisme lucide, et par conséquent en période de crédivité et de surexcitation des facultés intellectuelles : « Vous n'êtes plus Mlle V..., vous êtes M. Luys, vous êtes à la Charité, dans son amphithéâtre, devant son auditoire, et vous allez aujourd'hui faire sa leçon sur les suggestions hypnotiques. »

Cet ordre, avec changement de la personnalité, étant donné, rien ne fut plus curieux que de voir le sujet répéter mes gestes et mes attitudes, demandant ses notes, prenant la parole avec autorité et répétant, comme je le lui avais indiqué à environ huit mois de distance, la leçon que j'avais faite sur les suggestions.

(1) LUYS. *Du dédoublement des opérations cérébrales*. Journal *l'Encéphale*, 1888.

avec une netteté d'expression, avec une intelligence de la matière exposée des plus complètes, et cela d'une façon suivie, sans redites, avec le mot propre, le geste suivant la parole de la façon la plus naturelle, comme si elle était éveillée. Elle parla ainsi pendant près d'une heure. Et, cependant, ce sujet *dormait*, et toute cette manifestation apparente d'une pensée suivie n'était le fait que d'un enchaînement automatique d'ordre réflexe, sans la moindre participation de la volonté et de la conscience !

Lorsqu'elle fut réveillée, on lui demanda : « Qu'avez-vous dit? qu'avez-vous fait? » elle n'en savait absolument rien. — Vous avez assisté à ma leçon, l'an dernier, que j'ai faite sur les suggestions? — Oui, dit-elle, j'ai assisté à ces leçons, mais je n'y comprenais pas grand'chose, elles étaient trop techniques pour moi et, quand je suis venue assister aux leçons, ce n'était pas pour apprendre, mais seulement pour voir les expériences. »

N'est-ce pas encore là une des manifestations les plus étranges de la mise en activité des forces automatiques des éléments nerveux, qui, non seulement se mettant en action suivant des consensus préétablis, et agissent comme des réflexes, — mais encore qui conservent des souvenirs inconscients et silencieux ! Ces souvenirs qui, en définitive, ne sont autre chose que d'anciennes impressions phonétiques, dorment donc et dormiront encore comme des réserves latentes inconnues du sujet, jusqu'au moment précis où une main expérimentée pressera la touche spéciale qui fera sortir l'image profondément emmagasinée au fond des réseaux de l'écorce, et qui dort inconnue de celui qui la porte (1).

Que dirai-je encore des phénomènes de l'activité automatique envisagée dans certains départements du cerveau (dans les régions psychomotrices), et qui se révèlent alors, soit par des paroles involontaires, soit par des actes complexes doués d'un caractère inconscient ?

Tout le monde sait que, chez certains sujets dont la personnalité consciente gouverne mal les activités automatiques, celles-ci, sous formes d'interjections, se révèlent en phrases routinières, stéréotypées, en paroles incoercibles, en jurons de toutes varié-

(1) Pour compléter l'observation, je dois ajouter que cette année 1890, au mois de juin, j'ai dans mes conférences répété la même expérience, et après deux années écoulées, j'ai pu faire constater à mes auditeurs que Mlle V... avait conservé avec toute leur fraîcheur les mêmes éléments de mes leçons faites, deux ans auparavant.

tés, etc., et, dans un domaine plus étendu, on sait encore que ces réactions spéciales se caractérisent par des impulsions de toute sorte, douées d'un caractère irrésistible: — par des besoins de courir, de se gratter, de monter; — par des tics de toute espèce, manifestations incohérentes d'une organisation cérébrale imparfaite qui, physiologiquement, n'ont d'autre raison d'être que l'exaltation accidentelle des forces automatiques de certaines régions psychomotrices, localement en période d'éréthisme.

En résumé, les cellules nerveuses qui constituent l'appareil cérébral participent à la vie commune à toutes leurs congénères de l'organisme. Elles naissent et vivent comme elles, elles sentent, se souviennent et réagissent : elles se groupent en des sympathies variées et des synergies coordonnées par l'habitude et, grâce à leurs aptitudes fondamentales, à leurs énergies spécifiques, elles arrivent ainsi à devenir le substratum réel et fixe de la plupart des manifestations de l'activité mentale.

Il ressort encore, de cette simple esquisse de psychologie expérimentale, un fait nouveau qui frappe d'étonnement les observateurs.

C'est la disproportion considérable qui existe entre le domaine réservé aux activités purement automatiques, et celui réservé aux actions psychiques proprement dites. L'une domine et gagne du terrain incessamment sur l'autre à mesure que le cours de la vie se déroule.

Pour peu qu'on y réfléchisse, cela surprendra moins qu'au premier aperçu.

Il suffit d'envisager les différentes phases de l'évolution mentale, depuis les premières périodes du développement jusqu'aux premiers débuts de la sénilité.

Chez le jeune enfant qui commence à faire usage de ses membres et à produire des sons articulés, tout est conscient au début. Tout ce qu'il fait, est l'objet de son attention soutenue. Sa Personnalité consciente est partout présente et active. Mais bientôt, une fois que cette première mise en action est faite, la volonté consciente et directrice rétrocède, et les opérations volontaires motrices du début deviennent bientôt automatiques et — chose remarquable, — sont d'autant plus parfaites qu'elles échappent d'autant plus à cette force directrice!

De même, plus tard, pour les différents exercices du corps,

l'escrime, la natation, l'équitation, l'action de jouer des instruments de musique. Les mouvements commencent par être suivis avec une grande attention ; peu à peu la volonté consciente rétrocède et ces mouvements rythmés, assouplis et disciplinés par l'habitude deviennent pour le cerveau un contingent nouveau d'opérations nouvelles qui vont grossir la masse progressivement croissante des actions automatiques. Leur champ se trouve ainsi peu à peu constitué et élargi.

Dans le domaine de l'esprit et des sentiments, les choses se passent de la même manière.

Dans l'ordre intellectuel, on apprend à parler et à écrire correctement ; au prix de quels efforts ! chacun à ce sujet connaît la dose de contention de volonté consciente qu'il a fallu déployer ! On s'assimile, bon gré mal gré, des formules consacrées des auteurs, des phrases toutes faites, des lieux communs, même des périodes oratoires, et toutes ces richesses conquises à force de peines, deviendront plus tard des souvenirs enchaînés qui s'associeront involontairement et deviendront des réserves évoquées automatiquement, associées et combinées de mille façons, sans que nous ayons la volonté de modifier leur mise en jeu.

De même pour l'écriture, ces signes graphiques que nous avons eu tant de peine à tracer correctement grâce à une attention soutenue : — ils se déroulent bientôt sous notre plume à notre insu ; — et même ce groupe de lettres qui reproduit par excellence la Personnalité consciente en action, l'expression de notre nom, notre signature, nous les rassemblons d'une façon tellement automatique, que nous les donnons quotidiennement sans avoir une notion nette des mouvements accomplis.

Il en est de même pour un grand nombre de tracés linéaires que nous avons appris à reproduire d'une façon méthodique et posée, et que plus tard nous reproduisons à notre insu une fois que nous avons un crayon entre les doigts.

C'est ainsi que les dessinateurs, les peintres, ont tous plus ou moins la tendance automatique à répéter leurs premières œuvres. Et c'est ainsi qu'une multitude d'opérations courantes, ayant été au début conscientes et voulues, deviennent naturellement, par la force même des choses, inconscientes et machinales ; elles vont grossir ainsi peu à peu le domaine de l'inconscient et des activités automatiques ; et c'est ainsi que plus l'homme avance dans la vie, plus le contingent des opérations automatiques augmente tous les jours par le fait même de la vie. Tout est rempli ; tout est plein dans les cahiers de l'agenda psychologique ; plus de place pour les nouveautés. Passé quarante ans, on ne peut plus apprendre une langue, faire une autre carrière, se consacrer à fond à une spécialité nouvelle.

Enfin, si nous abordons le domaine du sentiment et des émotions, n'est-ce pas là encore que nous allons constater l'énorme puissance des activités automatiques qui, sans avoir le moindre contrepoids, dominent toutes les opérations mentales et les règlent suivant des lois aveugles d'attractions et de répulsions instinctives.

Est-ce que ce n'est pas dans ce champ spécial que l'on rencontre ces mouvements d'entraînement, ces élans passionnels qui s'imposent à nos résolutions conscientes, lesquelles restent impuissantes devant leur irrésistible impétuosité ? — Les fatalités inéluctables des sentiments, leur insoumission devant ce qu'on est convenu d'appeler les appels de la froide raison, n'expriment-elles pas cette lutte inconsciente des forces automatiques de l'être humain déchaînées, contre ce faible rempart de la Personnalité consciente réduite à un état d'impuissance et de passivité !

Et c'est ainsi que l'on arrive à comprendre ce rôle immense que jouent les forces automatiques dans les différents processus de l'activité cérébrale chez l'être vivant. — A mesure qu'il évolue dans la carrière, elles s'accroissent sans cesse par les contingents échappés à la direction de la volonté consciente, si bien, qu'à la phase du décours, au moment variable où commence la sénilité, (moment variable suivant les aptitudes individuelles et les énergies psychiques), l'état mental de l'homme sénile n'est plus qu'un composé d'habitudes acquises, de plis pris dans les gestes, les paroles, les idées et les sentiments. Réfractaire à toute idée en dehors de son cercle habituel, il est désormais l'esclave de ses activités automatiques acquises qui l'ont successivement investi dans toutes ses parties. Elles ont peu à peu absorbé toutes ses anciennes spontanéités, toutes ses appétitions vers les choses récentes, et sont devenues les régulatrices immuables de ses idées qui se répètent avec les mêmes phases, de ses sentiments qui restent invariablement incrustés aux mêmes objets, et enfin de ses gestes qui se reproduisent aux mêmes heures avec une inéluctable uniformité.

L'homme sénile représente donc un cerveau dans lequel, par la force naturelle des choses, dominent les activités purement automatiques. — On est sénile à tout âge (1).

(1) Ces considérations, purement psychologiques, ont au point de vue social une portée considérable, en ce sens qu'elles nous donnent la clé de l'état mental propre à certaines professions : les employés de bureau, les fonctionnaires et les militaires.

Il est évident en effet que lorsque pendant 30 ou 40 ans de sa vie on a passé son temps à faire tous les jours la même besogne et qu'on a ainsi perdu l'habitude de réfléchir aux incidents qui passent et qui touchent la personnalité propre comme dans les carrières indépendantes; quand on a vécu avec l'idée de faire le lendemain ce qu'on a fait la veille, et qu'on s'est laissé doucement aller à dégager sa responsabilité sous l'impulsion d'autrui, les incitations spontanées, conscientes et originales se sont peu à peu effacées. — Qui de nous en effet ne connait le type de ces vieux employés alourdis par le labeur routinier des bureaux et de ces vieux militaires, héros de la discipline, toujours à cheval sur les règlements et dont la conversation, la tenue, les sentiments ont revêtu une expression automatique invariable, toujours la même et disciplinairement fixée par l'habitude?

C'est encore là un chapitre d'études sociales des plus intéressants au point de vue de l'avenir, que celui de l'action nocive de certaines carrières.

Paris. — Typ. Georges Chamerot, 19, rue des Saints-Pères. — 26407

www.ingramcontent.com/pod-product-compliance
Ingram Content Group UK Ltd.
Pitfield, Milton Keynes, MK11 3LW, UK
UKHW020529180726
13839UKWH00005B/2400